DU

PROMPT SECOURS DANS LES ACCIDENTS

DE LA RUE ET DU CHANTIER

RESULTATS IMMÉDIATS ET ÉLOIGNÉS

PAR

Adrien BAU

DOCTEUR EN MÉDECINE

MONTPELLIER

IMPRIMERIE GUSTAVE FIRMIN, MONTANE ET SICARDI
Rue Ferdinand-Fabre et Quai du Verdauson

1910

I0075787

8:T21e
17

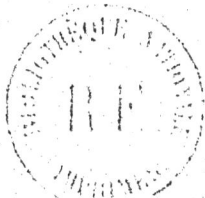

DU

PROMPT SECOURS DANS LES ACCIDENTS

DE LA RUE ET DU CHANTIER

RÉSULTATS IMMÉDIATS ET ÉLOIGNÉS

8° Te 17

S 147741

DU

PROMPT SECOURS DANS LES ACCIDENTS

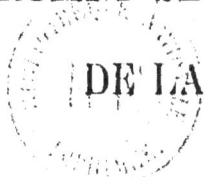

DE LA RUE ET DU CHANTIER

RESULTATS IMMÉDIATS ET ÉLOIGNÉS

PAR

Adrien BAU

DOCTEUR EN MÉDECINE

MONTPELLIER

IMPRIMERIE GUSTAVE FIRMIN, MONTANE ET SICARDI

Rue Ferdinand-Fabre et Quai du Verdanson

1910

PERSONNEL DE LA FACULTE

Administration

MM. MAIRET (✻). . . . . Doyen
SARDA. . . . . Assesseur
IZARD. . . . . Secrétaire

Professeurs

Clinique médicale . . . . MM. GRASSET (✻)
                       Chargé de l'enseign' de pathol. et thérap. génér
Clinique chirurgicale . . . . TÉDENAT (✻).
Thérapeutique et matière médicale. . . . HAMELIN (✻)
Clinique médicale. . . . . CARRIEU.
Clinique des maladies mentales et nerv. MAIRET (✻)
Physique médicale . . . . IMBERT.
Botanique et hist. nat. méd. . . . . . . GRANEL.
Clinique chirurgicale . . . . FORGUE (✻)
Clinique ophtalmologique. . . . . TRUC (✻).
Chimie médicale. . . . . VILLE.
Physiologie . . . . HEDON.
Histologie . . . . VIALLETON
Pathologie interne . . . . DUCAMP
Anatomie. . . . . GILIS (✻).
Clinique chirurgicale infantile et orthop. ESTOR
Microbiologie . . . . RODET.
Médecine légale et toxicologie . . . . . SARDA.
Clinique des maladies des enfants . . . BAUMEL.
Anatomie pathologique. . . . . ROSC.
Hygiène. . . . . BERTIN-SANS (H.)
Pathologie et thérapeutique générales . . RAUZIER.
                       Chargé de l'enseignement de la clinique médicale.
Clinique obstétricale. . . . . VALLOIS

Professeurs adjoints: MM. DE ROUVILLE, PUECH, MOURET
Doyen honoraire: M. VIALLETON
Professeurs honoraires: MM. E. BERTIN-SANS (✻), GRYNFELTT
M. H. GOT, *Secrétaire honoraire*

Chargés de Cours complémentaires

Clinique ann. des mal. syphil. et cutanées MM. VEDEL, agrégé.
Clinique annexe des mal. des vieillards. . VIRES, agrégé.
Pathologie externe . . . . LAPEYRE, agr. lib.
Clinique gynécologique. . . . . DE ROUVILLE, Prof. adj.
Accouchements. . . . . PUECH, Prof. adj.
Clinique des maladies des voies urinaires JEANBRAU, agr.
Clinique d'oto-rhino-laryngologie . . . . MOURET, Prof. adj.
Médecine opératoire. . . . . SOUBEYRAN, agrég.

Agrégés en exercice

MM. GALAVIELLE	MM. SOUBEYRAN	MM. LEENHARDT
VIRES	GUERIN	GAUSSEL
VEDEL	GAGNIERE	RICHE
JEANBRAU	GRYNFELTT Ed	CABANNES
POUJOL	LAGRIFFOUL.	DERRIEN

Examinateurs de la Thèse

MM. FORGUE (✻), *président.*	JEANBRAU, *agrégé.*
ESTOR, *professeur.*	RICHE, *agrégé.*

La Faculté de Médecine de Montpellier déclare que les opinions émises dans les Dissertations qui lui sont présentées doivent être considérées comme propres à leur auteur; qu'elle n'entend leur donner ni approbation, ni improbation.

A LA MÉMOIRE DE MON PÈRE
PROFESSEUR DE L'UNIVERSITÉ

HOMMAGE DE RECONNAISSANCE

A MONSIEUR LE DOCTEUR LOP
PROFESSEUR A L'ÉCOLE DE MÉDECINE DE MARSEILLE

MEIS RARIS AMICIS

A. BAU.

A MON PRÉSIDENT DE THÈSE

MONSIEUR LE PROFESSEUR FORGUE

PROFESSEUR DE CLINIQUE CHIRURGICALE A LA FACULTÉ DE MONTPELLIER
CORRESPONDANT DE L'ACADÉMIE DE MÉDECINE

*Faible témoignage de mon profond
dévouement.*

A MON JURY DE THÈSE

A. BAU.

AVANT-PROPOS

Il existait un usage antique qui voulait que tout jour de bonheur fût marqué d'un petit caillou blanc. Nous marquerons celui de la soutenance de notre thèse d'un caillou gris.

Il ne nous a pas été permis de voir ni mère, ni père s'associer à notre bonheur; et c'est seul, livré à nous-même, malheureusement depuis longtemps déjà, que nous sommes obligé d'affronter la vie. Plus que jamais il convient de nous rappeler ce dernier conseil de notre père qui nous servira de vade-mecum. *Semper vir probus.*

Il nous est cependant agréable de constater, et ceci est notre unique consolation, que nous avons eu le bonheur de trouver des âmes compatissantes qui nous permirent de supporter plus allègrement notre solitude.

Qu'il nous soit permis tout d'abord d'adresser à notre Président de Thèse, M. le professeur Forgue, l'assurance de votre vif attachement et de notre plus profonde reconnaissance pour le touchant intérêt qu'il a bien voulu nous témoigner.

C'est ensuite au Dr Lop, de Marseille, que nous devons la plus vive sollicitude qu'il nous ait été permis d'apprécier. Auprès de lui nous avons trouvé un appui moral et des conseils amicaux, qui nous ont aidé puissamment à parfaire notre éducation clinique et à supporter vaillamment les premières rancœurs que nous réservent les débuts dans la lutte quotidienne. Il a bien voulu nous accueillir si cordialement que la perte de tout foyer familial nous a parfois paru moins dure à supporter ; qu'il veuille bien accepter ce faible témoignage de notre sincère dévouement.

Felix, numerabis multos amicos...

Nous remercions vivement nos rares mais vrais amis qui ont fait mentir ce proverbe et ont été un puissant soutien dans les jours de malheur. Il nous est un plaisir, en ce jour, de penser malgré la distance à nos amis Bergès, de Saint-Arailles, et Dupuy, de Goutz. Nous leur adressons un souvenir ému et les prions d'accepter l'assurance de notre plus vive gratitude.

DU

PROMPT SECOURS DANS LES ACCIDENTS

DE LA RUE ET DU CHANTIER

RÉSULTATS IMMÉDIATS ET ÉLOIGNÉS

Au moment, suivant la formule habituelle, d'atteindre
le terme des études médicales, il convient d'en analyser
très rapidement les diverses phases, et d'en déduire, si
possible, une ligne de conduite pour l'avenir.

Assurément, et ce de l'avis de la pluralité, ces études,
pour si sérieuses qu'elles soient, ne peuvent donner que
des vues d'ensemble, et non un ensemble de notions
précises. Le domaine de la médecine s'est, en effet, trop
considérablement agrandi pour qu'un esprit puisse pos-
séder, s'assimiler toutes les théories, tous les faits. On ne
peut donc s'empêcher de dire à nouveau, mais en son for
intérieur, le fameux mot de Socrate : « Ce que je sais le
mieux, c'est que je ne sais rien ». Loin certes de criti-
quer, d'accuser même l'enseignement théorique ou pratique que la Faculté nous prodigue, il n'en est pas moins
vrai qu'il faut reconnaître que le bagage scientifique que
l'on peut emporter en quittant les amphithéâtres ou les

cliniques hospitalières est notoirement insuffisant ou mieux incomplet.

Le jour où le jeune docteur affronte les dangers quotidiens que lui réserve le *struggle for life*, il est obligé de convenir que la fréquentation des hôpitaux ne lui a point permis de s'habituer aux exigences de la clientèle, et Dieu sait si elles sont nombreuses et variées.

Et interrogeant à ce sujet quelques-uns de nos camarades : « N'arrive-t-il pas parfois que le tintement précipité de la sonnette ne vous jette en un certain trouble ? », beaucoup ont affirmé dans leur sincérité, que l'approche de l'inconnu n'était pas sans provoquer en eux une certaine appréhension. — Qu'est-ce ? Comment vais-je me tirer de ces difficultés ? Voilà le kaléidoscope mental qui se déclanche, déroule en un clin d'œil ses visions effarantes de problèmes insolubles, pour, parfois, s'enrayer brusquement au chevet du malade en qui l'on retrouve une connaissance au point de vue scientifique.

Voilà ce à quoi peut nous habituer la pratique journalière ; il faut le temps bien entendu, et encore ! peut-on se dire toujours aguerri ? De même qu'un vieux chasseur ne peut parfois surmonter un certain émoi à la vue ou au départ inattendu du gibier, de même n'est-il pas possible qu'un accident soudain ne surprenne à l'improviste l'esprit cependant exercé d'un praticien, et les conséquences qui peuvent en découler ne sont-elles point une épine d'inquiétude ?

Ainsi s'il n'est point toujours possible d'envisager sans sourciller l'annonce d'un cas urgent à traiter, du moins faut-il profiter de ces leçons journalières d'accommodation, pour en faire, à tête reposée, la synthèse, la cristallisation, dont la solution sera utilisable dans tel cas présent.

C'est dans cet ordre d'idées que nous nous sommes proposé d'étudier cette question si angoissante des graves accidents de la rue ou du chantier — et de la nature des secours qu'il convient d'apporter.

Ayant actuellement l'honneur d'être assistant de la Clinique chirurgicale de notre cher et sympathique maître le docteur Lop, de Marseille, nous pouvons, en quelque sorte, dire que nous sommes placé à même pour voir souvent les cas d'urgence créés par les graves accidents que ne peuvent manquer d'occasionner l'outillage si perfectionné mais si brutal des ports ou des usines, ainsi que tous les engins mécaniques ou autres qui sillonnent sans cesse les principales artères d'une cité aussi peuplée que l'est Marseille.

Nous sommes ainsi amené à parler des postes de prompt secours dont la création est due sans conteste, à Marseille, au docteur Lop. Que l'on ne voit pas ici une plaidoirie *pro domo*, car notre vive reconnaissance pour notre distingué maître, a libre carrière, et n'a nullement besoin de recourir aux coups de grosse caisse que l'on ne manquerait pas d'attribuer à une réclame dictée. Il y a des esprits si chagrins en cette époque ! De plus nous pouvons, en toute sincérité, affirmer et sans crainte d'erreur, qu'une âme aussi droite, aussi loyale que le docteur Lop ne se prêterait jamais à une telle comédie.

Ce qui nous a poussé à choisir un pareil sujet, c'est la constatation quotidienne des réels avantages apportés par la promptitude des secours dans les traumatismes, ou dans les affections aiguës. Et ce ne sont point tant les effets immédiats qu'il convient d'envisager et dont il faut se louer que les résultats éloignés ou définitifs qui forment eux la véritable pierre de touche d'une institution de ce genre.

DES PROMPTS SECOURS

Considérons, en effet, ce qui se passe actuellement lorsqu'un accident se produit. C'est, par exemple, un ouvrier qui s'est blessé. De toutes parts les témoins, s'il y en a à proximité, se précipitent avec effarement sur les lieux du sinistre. Ah ! certes, souvent l'on ne peut pas dire que les premiers soins manquent. Ils exagèrent au contraire. Chacun dit son mot, son approbation sur l'état de la victime, le traitement qu'il juge approprié et suscité, soit par son intuition, soit par les racontars entendus dans son propre entourage et qui aurait amené de bons résultats dans un cas analogue ou même vaguement identique. Il est même remarquable qu'un collègue, dans un élan de générosité et par tradition, ne s'offre pas à payer « quelque chose de fort » pour ranimer le blessé. Cependant une hémorragie peut se produire, une fracture s'aggraver par des mouvements intempestifs, il faut avant tout que le sujet boive.

Mais passons sur les détails de cette scène, malheureusement si facile et si peu rare à observer. Quelqu'un parmi les assistants a prononcé le mot de pharmacien. Un remous se produit, on s'écarte pour donner passage à une personne à l'allure déterminée, ou revêtue d'un uniforme. C'est parfois à cette heure-là qu'un représentant de l'autorité fait une timide apparition. Tous les regards se braquent sur lui, il a parlé. Il faut porter cet homme à la pharmacie.

On avise la pharmacie la plus proche, et à l'aide de bonnes volontés, on y transporte le blessé cahin-caha. Quand les membres inférieurs ne sont point lésés, cela va tout seul, car on peut le faire marcher ; mais s'il y a une fracture ou une luxation, il y a fort à craindre que les lésions ne soient aggravées durant le trajet.

C'est généralement dans l'officine du pharmacien que le blessé reçoit les premiers soins à tournure scientifique. Le pharmacien diplômé est, il faut le reconnaître, à même de faire un pansement antiseptique, mais la plupart du temps, ce sont ses élèves qui interviennent et donnent une légère entorse aux principes de l'asepsie. Bref, la victime de l'accident pansée et réconfortée, n'aura plus le choix pour continuer à recevoir les soins appropriés qu'à rentrer à son domicile ou se faire admettre à l'hôpital.

Ayons la curiosité de poursuivre nos investigations et embrassons d'un coup d'œil rapide la situation du blessé traité.

a) Chez lui ;

b) A l'hôpital.

Nous pouvons en effet déduire de cette étude des conclusions intéressantes et qui nous permettront d'envisager la question des prompts secours sous un jour différent.

Que l'on nous permette, avant tout, d'envisager cette question du prompt secours comme intéressant plus particulièrement la victime d'un accident subit imprévu, survenant soit dans la rue, soit dans une entreprise, plutôt que le sujet atteint d'une affection aiguë, ou d'une manifestation intermittente se traduisant brusquement par des crises. En effet, à part quelques exceptions, ces cas subits relèvent d'une pathogénie spéciale et peuvent se produire en tout lieu, par exemple l'épilepsie le délirium tremens, l'aliénation mentale.

Nous nous bornerons donc à étudier principalement les diverses phases d'un accident, ses résultats et leurs relations avec le traitement suivi. Mais, ce qui, croyons-nous, pourra augmenter l'importance de ce sujet aura trait aux conséquences du sinistre considérées au point de vue juridique. Nous avons ainsi en vue les résultats de l'application sur la loi du travail du 9 avril 1898 et les actions intentées civilement par les victimes.

Car, et ici qu'il nous soit donné de faire une remarque psychologique, le blessé, au bout de quelque temps, s'acclimate facilement avec son nouvel état, il en arrive à ne plus considérer sa blessure comme un grand malheur simplement, mais il songe au dommage pécuniaire qui lui a été infligé, et ne tarde pas à s'enquérir des moyens pour se faire indemniser. Bien entendu, nous n'érigeons point ceci en principe absolu, mais il nous faut avouer que l'âme humaine est sujette à des défaillances stupéfiantes, et nous nous souvenons de tel cas où des parents, avant de s'inquiéter de l'état de leur enfant blessé à mort, parlaient de choisir tel avocat pour intenter un procès en dommages-intérêts au Monsieur riche, cause de l'accident.

Mais nous estimons que la question pécuniaire doit venir tout à fait en dernier lieu, et que l'intérêt prédominant doit résider dans les résultats définitifs du traumatisme, et dans les moyens de parvenir à les rendre aussi satisfaisants que possible tant pour la victime que pour l'assureur.

a) DU TRAITEMENT DU BLESSÉ A SON DOMICILE

Reprenons l'exemple de ce blessé qui a voulu, après un pansement provisoire et des soins hâtifs, qu'on le transportât chez lui. Nous pouvons distinguer deux cas principaux :

Le sinistre a eu lieu dans la rue, provoqué par un véhicule, automobile, tramway, voiture, etc. S'il est admis par les témoins que la faute incombe à l'autre partie, au conducteur tamponneur, l'entourage de la victime, assuré de l'impunité, réclamera sans ménagements les soins ou de son médecin particulier, ou du docteur du quartier. Le blessé dans ce cas-là sera généralement bien traité : mais le délai nécessaire pour amener une amélioration ou la guérison, ne sera pas toujours réduit au strict minimum ; et ce pour un motif que l'entourage ne se dissimulera pas pour l'expliquer à haute voix.

Dans un second ordre de vues, l'accident a eu pour lieu le chantier, et comme cause la tâche ordonnée — Accident du travail ; par conséquent le patron est responsable et redevable des soins médicaux et pharmaceutiques.

L'ouvrier blessé, dit la loi, dispose du libre choix de son médecin.

Mais peut-on affirmer que ce médecin librement choisi, ce qui implique par suite l'idée de la confiance que l'on a en lui, pourra mener facilement à bien sa tâche de guérisseur, surtout dans ce milieu ouvrier, où on ne dispose que de moyens de fortune, et où souvent l'hygiène est inconnue. S'il s'agit d'une plaie, les risques de contamination sont considérables, et d'autant plus probables

encore que la curiosité des proches, côté des femmes
surtout, risque fort de les pousser à défaire le pansement
du médecin pour voir si « cela va mieux » ou, simplement
encore par compassion pour le blessé qui souffrait trop à
un moment donné.

De plus, les premiers soins ont pu être donnés dans des
conditions même satisfaisantes, mais forcément il a fallu
un certain délai pour réunir les matériaux du pansement.
S'il y a eu extrême urgence on a couru au plus pressé,
bien heureux si l'on n'a point négligé ou non aperçu telle
complication possible qui ultérieurement commandera
une intervention, parfois même un nouveau transport du
malade dans un milieu hospitalier, dont l'installation
permet de répondre aux nouvelles exigences.

A ce moment-là, alors que la famille a pris ses dispositions pour soigner son blessé, on risque fort de voir les
physionomies se rembrunir lorsqu'on vient à prononcer
le mot de transfert à l'hôpital. Cette proposition est, sinon
refusée, du moins mal accueillie, et peut entraîner comme
conséquence l'appel aux lumières d'un confrère qui peut,
suivant le cas, se ranger à l'un ou l'autre de ces partis.

Le traitement donc du blessé chez lui est délicat et
exige un doigté spécial pour aboutir à un bon résultat
définitif.

Traitement du blessé a l'hopital

Il est curieux et regrettable à la fois, que la simple
expression « aller à l'hôpital » détermine, de nos jours
encore, une vive répulsion chez certains de ceux que leur
état précaire oblige à envisager les soins organisés par
la collectivité. S'il est malheureusement vrai, que l'orga-

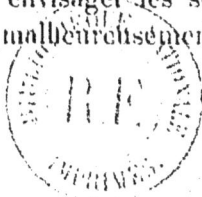

nisation de certains établissements hospitaliers laisse fort à désirer, tant au point de vue ressources qu'hygiène, il est, par contre, réconfortant de considérer les immenses services rendus par certains hôpitaux, répondant à la conception actuelle de la médecine et de la chirurgie.

Qu'il nous soit permis, ici, d'exprimer notre légitime satisfaction, d'avoir pu admirer de près le fonctionnement admirablement compris des différents services de l'Hôpital Suburbain de Montpellier, qui constitue bien le type de l'hôpital moderne, avec tout son confort possible et l'hygiène désirable. Nous devons encore citer l'Hôpital de la Marine Nationale de Saint-Mandrier-Toulon, qui quoique moins moderne, présente des aménagements très bien compris, et de jardins ombragés admirables et propices aux tempéraments débilités par les climats tropicaux.

Mais, sans vouloir trop nous écarter de notre sujet, voyons donc dans quelles conditions les prompts secours sont organisés et administrés dans les hôpitaux en général. Il est rare, à moins d'urgence incontestable, qu'il ne faille point tout d'abord se conformer aux règlements de l'admission et recourir au rite administratif. C'est-à-dire fournir les pièces nécessaires, et pour les obtenir, faire pas mal de pas et de démarches.

Le temps cependant passe, le blessé s'impatiente, souffre, on ne peut guère songer à appliquer un pansement minutieux, ou même un bon appareil provisoire, car, comme cela se voit souvent à Marseille, l'encombrement ne permet pas de le recevoir à l'Hôtel-Dieu, il faut aller voir à la Conception. Heureux s'il trouve une place là.

Et depuis le moment de l'accident, que de moments précieux ont été perdus ! et peuvent par la suite occasionner de cruels repentirs.

Nous ne voulons pas, bien entendu, dire qu'en cas d'extrême gravité, le blessé ne reçoit pas en quelque lieu que ce soit les soins les plus empressés et les plus dévoués du corps médical. Non. Mais ne peut-on regretter que l'asepsie et l'outillage nécessaire dans tel cas donné, ne puissent présider à la confection du premier pansement, ou de l'intervention impérieuse.

Certes il existe bien dans les hôpitaux le matériel indispensable pour les cas d'urgence, mais peut-on être toujours sûr de l'avoir prêt à servir de suite à toute heure? Un flambage hâtif ne peut donner que des conditions de sécurité bien relatives. Nous nous plaisons cependant à reconnaître que notamment dans les deux hôpitaux ci-dessus désignés on peut voir toujours prêts et réservés spécialement à cet usage, les instruments dûment stérilisés et classés pour les cas d'urgence.

En résumé, le service de garde des hôpitaux peut répondre aux besoins des événements imprévus, mais absorbé par le service intérieur, il ne peut pas toujours prodiguer d'une façon aussi satisfaisante que possible ses soins aux alertes successives que l'on rencontre souvent dans les grandes villes

DES POSTES DES PROMPTS SECOURS

De l'étude des soins apportés au blessé dès que son accident s'est produit, il résulte que l'on se demande s'il ne serait point possible de remédier à cet état de choses, et de prendre des dispositions spéciales pour parer à toute éventualité. Comment donc secourir au plus vite la victime d'un grave accident, et par extension tout individu obligé pour différentes causes de suspendre brusquement son activité ou son travail, et par des soins immédiats le prémunir contre des complications amenant un repos forcé plus ou moins long.

En temps de guerre, où les surprises sont continuelles, il faut aller au plus pressé, tout en agissant avec méthode. Si nous étudions, en effet, les règlements du service de santé sur le champ de bataille, nous remarquons l'existence d'un groupe sanitaire situé bien en arrière de la ligne de feu, et constituant le premier relai, entre les combattants et les formations établies en permanence pendant l'engagement. Ce groupe porte justement le nom de « Poste de Secours » ; son rôle consiste à faire un triage des blessés, évacuer les transportables sur les ambulances, y subir un traitement approprié, et à panser soigneusement les plus gravement atteints en attendant des soins plus complets fournis plus tard.

Nous inspirant de ce principe, n'y aurait-il pas lieu,

pensons-nous, de généraliser cette conception et de créer dans les endroits appropriés des postes répondant à de tels avantages : méthode et promptitude.

Nous n'ignorons point qu'une telle conception a déjà trouvé son application dans plusieurs villes de France et de l'étranger. Mais le mot de La Bruyère ne reste-t-il pas toujours aussi vrai : Tout a été dit : tout a été fait.

Ce qui en tout cela nous préoccupe, c'est de voir précisément la défectueuse organisation en services médicaux de ce genre, que l'on rencontre à Marseille, cette si grande ville — de France. — C'est ainsi que le docteur Lop déclare dans les Archives Provinciales de Chirurgie en 1907 : En effet, Marseille quoique supérieure comme population à Lyon et à Bordeaux, est absolument dépourvue de transports et de postes de prompts secours ; ses hôpitaux sont absolument insuffisants.

Nous assistons chaque jour au lamentable spectacle d'ouvriers grièvement blessés, refusés faute de place.

On comprendra aisément combien ce manque de soins immédiats a de fâcheuses conséquences pour le blessé qui souffre inutilement par l'insuffisance des moyens de transport et par suite de l'encombrement des hôpitaux.

Quel est donc d'abord le mode de fonctionnement de ces postes de prompts secours ? Et leur rôle exact ensuite.

a) Son fonctionnement. — Installé généralement dans un quartier populeux, à proximité des entreprises susceptibles de fournir un contingent notable de blessés du travail principalement, ce poste est, bien entendu, pourvu des derniers perfectionnements modernes ; notamment du téléphone qui permet, par une disposition spéciale, de se mettre rapidement en communication avec le lieu d'un sinistre signalé. Suivant la partie atteinte et la gravité de la blessure, le patron ou le commissaire de police font évacuer la victime sur le poste s'il n'est pas éloigné; une automobile est dépêchée sur les lieux, surtout dans le cas d'hémorragie, avec un infirmier muni d'un coffre de secours et qui donne les premiers soins, précédant ainsi le médecin averti à son tour par téléphone, si besoin en est. Le blessé, transporté au poste, reçoit aussitôt d'un personnel habitué et zélé tous les soins que nécessite son état. Bains, pansemen's antiseptiques, nettoyage minutieux de la plaie, débridement, régularité, tout est mis en œuvre pour obtenir un pansement de sécurité autant que possible contre les chances d'infection secondaire. En outre, le malade reçoit sur les conseils du médecin des injections de caféine, spartéine, morphine, huile camphrée.

Y a-t-il, par exemple, lieu de soupçonner une souillure par la terre ou le fumier pouvant amener une explosion du tétanos, on injecte aussitôt du sérum antitétanique.

On pourra ainsi voir dans l'observation n° 8, le remarquable résultat obtenu par une de ces injections préventives.

Enfin, le blessé a-t-il eu une abondante hémorragie, le pouls faible, on lui donne aussi du sérum physiologique.

Bref, le Poste de Prompts Secours est installé de telle façon que l'on puisse soit de jour, soit de nuit, disposer de tout ce qui est nécessaire pour soigner d'une façon provisoire mais complète, tout cas nécessitant des soins urgents.

A présent avons-nous affaire à une fracture ? Réduite, on n'aurait plus qu'à appliquer un appareil contentif, mais est-on bien sûr que le résultat ainsi obtenu sera de longue durée et surtout efficace ! Une radioscopie permettrait aisément de se rendre compte de l'étendue, de la gravité de la lésion, et si elle existe seule. Au besoin, la prise d'un cliché radiographique permet d'en fixer rapidement la position et la forme. Nous nous devons de signaler qu'une installation récente et répondant à ces désidérata fonctionne au Poste de Secours du docteur Lop à Marseille.

Peut-être, dira-t-on, est-ce imprudent d'agir de la sorte, sitôt après le traumatisme. Il résulterait, au contraire, de quelques-unes de nos observations qu'un blessé récent souffre bien moins si on le soumet de suite à la radiographie, que si on attend trois ou quatre jours. D'ailleurs, l'examen manuel n'est-il pas aussi facilité par l'absence, ou même avec la présence d'un léger gonflement ! qui ne fera que s'accentuer par la suite.

Mais qu'advient-il alors du blessé une fois qu'il a reçu les premiers soins au Poste de Secours ? Si on le garde, c'est alors un véritable « trust » des accidents du travail ! Non, on ne le gardera que le temps de reprendre ses sens, de dissiper son shock, durée estimée à environ 48 heures. Après, il appartient à lui-même de décider où il veut être traité. Chez lui ? Une ambulance attachée au Poste le transporte avec toutes les précautions voulues à son domicile. De même, s'il veut aller à l'hôpital, après être assuré toutefois qu'il y aura une place. Le shock traumatique ou opératoire ayant disparu, le malade se trouve donc ainsi dans les meilleures conditions de transport, car les complications n'ont pas encore apparu.

Faisons ici une légère digression, et examinons rapidement les différents modes de transports utilisables pour ces blessés, et répondant le mieux aux conditions exigées surtout après l'accident.

Après l'accident. — Si le traumatisme est grave il faudra déployer de nombreuses précautions pour opérer le transfert dans des voitures aménagées spécialement. Or, elles sont rares à Marseille, et les deux ou trois qui circulent parfois dans la ville ne sont point sans provoquer une certaine curiosité dans la foule. Elles relèvent d'ailleurs d'une exploitation particulière, et passent pour être défectueuses tant au point de vue matériel que personnel.

Nous regrettons vivement de n'avoir pu reproduire la photographie de l'ambulance employée par les soins de la municipalité de Savone (Italie) et qui est très bien comprise dans son aménagement. Une description rapide permettra peut-être d'en apprécier les avantages. Légère, solide, de forme malgré tout élégante, cette voiture comprend : à la partie antérieure, le siège du conducteur pouvant prendre à ses côtés un aide. Au dossier, ou mieux à la barre d'appui, car l'agencement général peut supporter une désinfection, se trouve appendue la sacoche de pansements et de médicaments.

Entre les deux essieux et porté sur de nombreux ressorts disposés de façon à amortir tous les chocs possibles, se trouve un brancard couvert d'une capote se rabattant largement à volonté sur le devant du blessé qui est également protégé par une gaine de la tête au pied. En somme, ce brancard revêt l'aspect d'un lit confortable et dans lequel on peut accomplir des transports rapides quoique l'état du blessé soit grave. En outre, le malade tournant le dos au conducteur, regarde ainsi vers l'arrière de la voiture, où se trouvent, de part et d'autre de lui, deux infirmiers assis dans des strapontins et pouvant facilement surveiller la victime et même lui donner des soins ou des boissons durant le trajet.

Nous devons encore citer comme moyens de transport les cadres ou brancards roulants en usage principalement dans la marine de guerre et d'un emploi réellement utile. Enfin un véhicule appelé à rendre de grands services est celui représenté par notre cliché, que nous devons à l'obligeance de la maison Cézerac et Soux, de Marseille et qui sort d'ailleurs de ses ateliers. Elle se compose d'un cadre monté sur roues caoutchoutées, parcouru à sa partie supérieure et dans le sens de sa longueur par un modèle de treuil actionné à la main, grâce à une manivelle et des roues dentées. Un brancard d'un modèle spécial lui est annexé qui permet le transport du malade dans son lit même, et se démontant en deux pièces articulées par des taquets, en facilite le retrait de dessous son corps. Le blessé est d'abord confortablement installé sur ce brancard et, maintenu par des sangles transversales, on place le tout sous la voiture et on l'élève ensuite par le moyen du treuil et par d'autres sangles prenant appui sur les montants, jusque dans l'intérieur du cadre. Cette ambulance très légère peut être menée par un homme, ou, par un dispositif spécial, être remorquée par une automobile, une voiture.

Ce type est précisément en usage au poste de secours du quai de la Joliette.

Enfin et nous allions l'omettre, nous devons mentionner une installation particulière à cette institution privée et qui consiste en un moyen de transport pour les blessés à bord des navires.

Un accident est-il signalé sur un paquebot en rade ou au port et dont l'accès n'est permis que par eau, qu'un

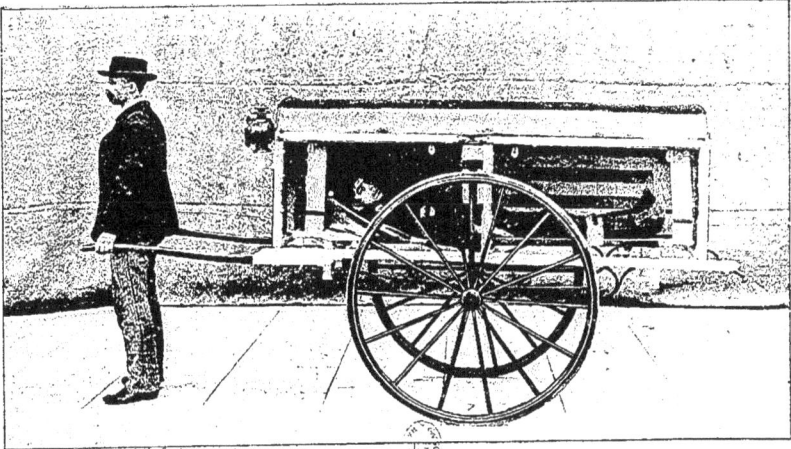

canot automobile aménagé pour deux couchettes se rend aussitôt sur les lieux et le blessé y est descendu à l'aide d'un brancard actionné par un palan. Le canot le transporte à quai, à quelques mètres de distance du Poste.

ROLE DU POSTE DE SECOURS

Pour avoir une action efficace, le poste de secours doit être muni de tout ce qui est nécessaire pour traiter de suite n'importe quel cas : affections médicales nécessitant une intervention, blessures dépendant d'un traumatisme.

Mais, question fort intéressante, de qui doit dépendre son organisation ? Doit elle être érigée en service public municipal, ou laissée à l'initiative privée. Un essai tenté à Marseille par le docteur Villard, créant des postes de secours dans les postes de sapeurs-pompiers, a bien donné quelques résultats. Mais les soins qui y sont donnés peuvent-ils répondre à toutes les exigences, et certaines petites opérations de chirurgie courante (sutures, ligatures) peuvent-elles y être effectuées avec toutes les précautions désirables ? Le personnel, le matériel sont-ils toujours suffisants. Nous ne le pensons point, et si le blessé n'est pas transportable, on ne pourra guère l'hospitaliser sur place.

Quant à la conception de M. Marcel Baudoin qui, suivant la méthode américaine, préconise l'installation d'avertisseurs d'accidents à l'instar des fameux avertisseurs d'incendie de Paris, d'ambulances automobiles et un service unique de prompt secours avec garde chirurgicale permanente, il est fort à craindre qu'une telle organisation ne réussisse, surtout à Marseille, où les têtes sont chaudes, rebelles à la discipline, qu'à provoquer des explosions de galéjades.

Le service public a donc fort peu de chances d'aboutir, et n'est-ce pas là comme sur d'autres points que l'initiative privée montre la voie à suivre, et supplée au défaut absolu ou à la résistance passive d'une organisation officielle! Quelle preuve plus éclatante que celle qui nous est fournie aux meetings d'aviation de l'heure actuelle. Les ambulances, les secours ne sont-ils point dus à la seule obligeance des sociétés civiles, des Dames de la Croix-Rouge notamment?

Non, en attendant que cette création d'un service public puisse être effectuée, ce n'est que sur le secours des institutions privées que l'on peut compter.

Bien entendu, un poste de secours aménagé seulement pour les opérations ou pansements d'urgence, répondrait insuffisamment à son but. Et, comme nous l'avons dit plus haut, les postes de secours, comme sur le champ de bataille, doivent répondre à deux effets:

a) Évacuer les blessés transportables ;

b) Soigner sur place les malades graves.

Voyons donc comment satisfaire ces deux conditions. Prenons par exemple, différents cas de blessures de gravité variable:

1° Légèrement atteint, un blessé, après les premiers soins ou un pansement consciencieux, peut-être transporté soit chez lui, soit à l'hôpital.

Chez lui, si c'est un accidenté du travail, il recevra les soins du médecin qu'il a choisi, soit du médecin de l'assurance. Dans le premier cas, les visites et les pansements à domicile coûtent cher et la Compagnie d'assurances, pour peu que le traitement dure, risquera fort d'être mécontente de ce procédé onéreux.

A l'hôpital, il en sera de même pour les raisons que nous exposerons plus loin.

2° A un cas plus grave correspond une situation nouvelle. On ne peut évacuer le malade de suite, où le mettre? C'est là qu'intervient la question si discutée, et si décriée par quelques-uns, de l'annexion d'une clinique. Nous ne nous arrêterons pas à réfuter toutes les théories émises à l'encontre de cette vue ; mais bornons-nous à considérer les services qu'une telle installation peut rendre.

Le blessé, continue en effet, à recevoir des soins dévoués, et, dès que son état le permet, il peut poursuivre son traitement dans le milieu qu'il désire ;

3° Enfin, dans le cas d'absolue gravité, on soigne, on panse sur place, la clinique disposant de toutes les ressources nécessaires pour une hospitalisation de quelque durée que ce soit.

Fort bien, dira-t-on, mais cette conception de prompts secours n'est qu'un subterfuge pour fournir des clients à la clinique.

Une digression est ici nécessaire pour répondre à des objurgations de cette nature.

D'abord quelle est la nature des blessés appelés à recevoir des soins dans ces postes de secours ?

Les gens de toutes conditions — on n'est pas à l'abri d'une catastrophe, d'un accident dans la rue. Une personne aisée se fera plus facilement transporter chez elle, mais cependant nécessité fait loi ; s'il y a urgence extrême on court au plus pressé. L'hôpital et la clinique possèdent les ressources suffisantes pour conjurer de suite le grave péril. Généralement on choisit la clinique. Mais tout y est-il prêt pour intervenir de suite ? Il faut donc une installation spéciale qui est prévue, aménagée au poste de secours.

Un ouvrier, au contraire, est blessé en travail, ou il n'a pas de domicile fixe, ou il ne peut être admis à l'hôpital faute de place. Que va-t-il devenir? C'est alors que l'autorité se décide à amener le blessé, s'il n'y est déjà venu de sa propre autorité, au Poste de Prompt Secours. Son cas est grave. Il est nécessaire de l'hospitaliser de suite et de lui éviter tout nouveau transport dangereux. La clinique permet de le recevoir.

Dans un cas encore, cette organisation de prompt secours ne permet-elle pas de diagnostiquer au point de vue psychique, les vrais blessés gravement atteints de ceux qui exagèrent sciemment la gravité de leur état? Ces derniers, en effet, n'ont pas d'intérêt à se montrer de suite au médecin, qui, s'il peut être abusé en ce moment par les apparences, se ressaisit plus tard et évalue en toute conscience le degré d'incapacité produit par le traumatisme. Il a eu le temps en effet, tout en le soignant, d'étudier son malade et d'apprécier par suite toute la valeur de son inquiétude sur les suites de l'accident et les dommages-intérêts qu'il peut lui rapporter.

En effet, ce n'est certes pas tant les connaissances théoriques ou pratiques qui sont indispensables dans ces formations sanitaires, qu'un certain degré d'observation au point de vue psychologique et qui seul permettra de bien se rendre compte de la mentalité de certains individus spécialistes de la sinistrose. Que de fois n'arrive-t-il pas de rencontrer de ces chauffeurs par exemple, porteurs d'une grande escarre brunâtre, due, disent-ils, à une brûlure par la porte du fourneau, et qui généralement siège à un endroit bien déterminé ou à l'avant-bras droit ou à la cheville gauche. L'examen minutieux montre que les poils à ce niveau sont intacts. De suite on peut reconnaître une blessure provoquée par l'emplâtre vésicant, mais dans deux à trois jours, on pourrait s'y méprendre, l'escarre ayant cédé la place à une ulcération.

Enfin, et c'est ici que le débat exigerait une plus grande ampleur, cette organisation de prompts secours ne va-t-elle point léser des intérêts généraux ou particuliers ?

Comme nous l'avons dit au début, l'usage actuel veut que le blessé soit transporté d'abord chez un pharmacien. Donc première victime. Ensuite, si le blessé est hospitalisé à la Clinique, le médecin désigné par l'ouvrier ne pourra lui continuer ses soins. Le patron et la Compagnie d'assurances obligés de payer une note de frais d'hospitalisation plus élevée que d'habitude vont se récrier.

Eh bien ! non, les intérêts de chacun sont respectés dans la mesure du possible, la vie n'est-elle pas une lutte ? Le pharmacien, outre qu'il n'est pas, avons-nous dit, outillé pour répondre à tous les cas, ne pourra qu'y perdre le prix de quelques pansements, mais si l'ouvrier blessé est assuré, n'est-ce pas au pharmacien de l'assurance que l'on va chercher les pansements ou médicaments ? — De même le médecin, réquisitionné ou choisi par l'ouvrier, ne pourrait-il pas poursuivre ses soins ? Mais si, puisqu'il peut venir au poste de secours panser le blessé et qu'il touche ses honoraires suivant le tarif ouvrier.

Quant au patron et à l'assureur, c'est eux, au contraire, qui sont lésés en agissant autrement qu'en adressant les ouvriers au poste de secours et, si besoin en est, à la clinique. Le tarif en est plus élevé, dira-t-on, mais le malade reste toujours sous la surveillance du médecin de

l'assurance qui a le droit d'assister aux opérations nécessaires, et se rendre compte des soins prodigués à son
blessé.

Si nous approfondissons un peu cette question du prix
d'hospitalisation entre la clinique et l'hôpital, ne voyons-
nous pas certains patrons et assureurs s'élever avec un
semblant de raison contre l'hospitalisation privée des
blessés du travail ? Et cependant, s'ils voulaient bien
réfléchir ; ce qu'ils gagnent avec les établissements pri-
vés par la brièveté du séjour de leurs malades, ne com-
pense-t-il pas ce qu'ils dépensent par suite de la longueur du traitement à l'hôpital ? Dans les institutions
privées, en effet, le médecin n'est-il pas intéressé à ce que
le blessé guérisse rapidement, et pour ce il ne ménage
point ses soins, car il en sera récompensé par la satisfaction et du patron et de l'ouvrier, libérés de leurs charges
respectives plus tôt qu'ils ne pensaient.

A l'hôpital, au contraire, où se trouve cependant une
sélection de médecins, ceux-ci ont trop de malades de
gravités différentes pour pouvoir s'occuper particulièrement de chacun d'eux. Par exemple, entre une fracture
de jambe et une laparotomie le chirurgien n'hésite pas. Il
s'occupera bien néanmoins de la jambe, mais l'appareil
mis, son attention sera attirée ailleurs, et il se déchargera
de ce soin sur d'autres. Or, cet appareil a besoin d'être
surveillé, parfois modifié. Et suivant la fracture, le massage et la mobilisation précoce seront indiqués ; mais
qui pourra spécialement s'en occuper ? De nouveaux et
graves blessés accaparent l'attention et le soin.

Enfin, et cette question est brûlante, les médecins des
hôpitaux ont besoin d'être rémunérés, soit par les payants,
soit par les blessés du travail. On ne doit pas leur de-

mander plus qu'ils ne peuvent donner, et ils ont déjà donné assez de preuves de leur dévouement ; mais ce qui complique encore la question d'hospitalisations des accidents du travail, c'est leur admission à titre d'indigent, et comme le dit si justement notre maître le Professeur Forgue, « nous voyons les véritables indigents souffrir de cet état de choses puisque l'on est obligé de refuser l'entrée d'un certain nombre d'entre eux à l'hôpital alors que les lits sont occupés par des accidentés qui pourraient être parfaitement soignés à domicile » (*In* Accidents du Travail, Forgue et Jeanbrau).

Or, les Compagnies d'assurances ne s'aperçoivent pas que, si le traitement du poste des prompts secours et par extension de la Clinique, ne guérit pas d'une autre façon les blessures que celles traitées à domicile ou à l'hôpital, du moins il permet d'en réduire parfois la durée, et par suite diminue les frais généraux.

A l'appui de cette assertion examinons quelques observations de blessés traités à la clinique du Docteur Lop, après avoir reçu les premiers soins à son Poste de Secours et nous tâcherons d'établir une comparaison entre la durée de séjour à la clinique ou à l'hôpital.

OBSERVATION PREMIÈRE
Catastrophe survenue au Cap Pinède, juillet 1909.

Premier blessé. — 28 ans, maçon. Atteint de fracture de la cuisse droite. Guérison. A repris sa profession.

2ᵉ *Blessé.* — 31 ans. Fractures du radius droit et du péroné droit. Reprise du travail sans incapacité permanente 65 jours après.

3° *Blessé*. — 47 ans, maçon. Fractures de côtes, de la jambe droite et gauche au 1/3 inférieur. Guérison avec incapacité permanente partielle de 10 0/0. Continue à travailler de son métier.

4° *Blessé*. — Fracture de côtes avec emphysème. Guérison. Reprise du travail 38 jours après.

Cette catastrophe est survenue à 4 heures du soir à 2 kilomètres de la clinique. A 6 h. 1/2 tous les blessés traités par le Poste de Secours étaient dans leurs lits et pourvus de leurs appareils provisoires ou définitifs suivant le cas.

OBSERVATION II

En regard, qu'il nous soit permis de rappeler l'observation de l'explosion du voilier « Jules-Henry » survenue en juin 1909.

Parmi les survivants, on remarque :

X..., 2° capitaine, V..., ingénieur, atteints tous les deux de brûlures graves de tout le corps.

Par suite de la confusion et du manque d'initiative, ces blessés restèrent plus d'une heure sans le moindre soin, hurlant de douleur. Transportés à l'hôpital, ils ne purent être pansés que 2 à 3 heures après leur entrée.

Résultat. — L'un est sourd, l'autre présente des rétractions cicatricielles considérables empêchant certains mouvements.

L..., cuisinier. Transporté à l'hôpital, dans une voiture de place, assis sur la banquette, plié en deux et porteur d'une fracture ouverte de la jambe gauche. Pendant son traitement il présentait une luxation du pouce qui resta longtemps méconnue.

OBSERVATION III

Fracture de la rotule. — S..., accident arrivé le 6 avril. Le cerclage est effectué le 9. Massage, mobilisation. Le malade peut s'en aller au 30e jour sans tuteur.

OBSERVATION IV

L..., maçon. Fait une chute de 8 mètres du haut d'un échafaudage, vers trois heures de l'après-midi, à environ six kilomètres de distance, 17 juin 1910.

Transporté de suite au Poste de Secours par une ambulance à chevaux ; on constate des fractures multiples : fémur droit, rotule gauche, les deux poignets, 5e métatarsien droit, péroné gauche, os du nez, contusions face. Entré à cinq heures, était mis dans les appareils provisoires à six heures. Le cerclage de la rotule par fracture transversale est opéré le 20 juin. Guéri au 20 juillet et sans mobilisation par suite des autres factures.

OBSERVATION V

E..., 49 ans, peintre caréneur. Se trouvant sur une planche occupé à peindre, les amarres se rompirent et il fit une chute dans la cale avec ses camarades d'une hauteur de 8 mètres. Accident survenu vers 4 heures soir.

Môle (E.). Fractures du sacrum, péroné gauche, entorse tibio-tarsienne droite.

D. L... Fracture du calcaneum droit avec entassement et fracture du radius droit 1/3 inférieur. Sont en voie de guérison.

OBSERVATION VI
Observation personnelle

M..., employé du P.-L.-M. A fait une chute sur les quais. Refuse de se laisser amener au médecin de la Compagnie. Se rend de lui-même au Poste de Secours. Arrive environ demi-heure après l'accident.

Présente luxation en avant pour la deuxième fois de l'épaule gauche.

Réduction immédiate, pansement compressif. Rentre le soir même chez lui.

OBSERVATION VII

P..., matelot. A eu au Cap Pinède, à bord d'un bateau, les trois doigts main gauche : index, médius, annulaire entièrement sectionnés au niveau de la deuxième phalange par lourde pièce métallique angulaire. Transporté immédiatement au Poste par son officier, on est obligé de lui faire la ligature des collatérales. Pansement au baume du Commandeur. Désarticulation le surlendemain sous chloroforme des trois doigts. Guérison en trois semaines.

OBSERVATION VIII

B..., 26 ans, menuisier. Écrasement de la main droite avec arrachement total des doigts. Cas de tétanos Guérison. Incapacité partielle, 15 0/0.

OBSERVATION IX

B..., charretier. Reçoit un coup de pied de cheval sur la tête. Fracture ouverte du frontal avec embarrure. Trépanation effectuée d'urgence. Guérison.

OBSERVATION X

A. S..., de Dakar. Blessé à bord par une briquette de charbon tombant sur cheville gauche. Étant en mer, n'a pu se présenter au Poste de secours que 6 ljours après l'accident. Gonflement énorme au pied. Lymphangite remontant au genou. Volumineux abcès de la région malléolaire externe avec ouverture spontanée. Sensation de flot. Large débridement au bistouri. Énorme quantité de pus brunâtre jaillit et sous pression. Lendemain nouveau débridement, au fond de la plaie on aperçoit filament blanchâtre qui, extrait, montre la présence d'une filaire. Enchevillement. Issue complète quatre jours après. Guérison en trois semaines.

OBSERVATION XI

C..., journalier des Quais. Fracture double de la jambe gauche 1/3 inférieur. Guérison en deux mois. Expert déclare incapacité de 25 0/0. Le 3ᵉ mois a recouvert la remise en fonction du membre, malgré son désir d'obtenir plus longtemps la rente.

OBSERVATION XII

S... Rupture totale de l'urèthre. Urétroraphie. Guérison. Au 3e mois on passe le Beniqué, n° 43.

Nous nous bornons à citer les observations les plus intéressantes, mais il est facile de comprendre le nombre élevé de cas de corps étrangers de l'œil que l'on est appelé à extraire, opération qui ne souffre pas de retard sous peine d'inflammation et affaiblissement ou même perte de la vue. L'on conçoit aisément l'importance que peut prendre un Poste de secours dans le traitement immédiat des phlegmons et la possibilité des graves complications qui peuvent en résulter à défaut d'incision précoce.

Nous nous proposons de publier sans peu différentes statistiques démontrant que la durée de séjour à la clinique est réduite environ d'un tiers sur le séjour de blessés identiques dans les hôpitaux de Marseille.

CONCLUSIONS

De cette longue dissertation sur les avantages du prompt secours, il ressort qu'une ville comme Marseille est insuffisamment dotée en postes de secours et que le transport des blessés est très défectueux. Cette idée préconisée depuis longtemps par notre maître le D' Lop, qui en fut le promoteur, car rien n'existait auparavant, semble avoir eu cependant une légère répercussion, et si toutes les cliniques ne sont point pourvues de postes de secours, il semble qu'un mouvement d'organisation se prépare. Les grandes compagnies de Navigation, les Docks, certaines entreprises, ont compris l'utilité du prompt secours, surtout pour les accidents de travail, et ont créé des dispensaires qu'elles ont autant que possible rapprochés de leur centre principal d'exploitation. Mais à part quelques-uns comme ceux des Messageries Maritimes ou des transports, les autres sont dépourvus du matériel et même du personnel nécessaire, puisque le médecin de garde fait défaut.

Cependant l'utilité d'une telle institution n'est pas à nier, et l'on comprend mieux l'importance du prompt secours dans les cas si fréquents, où, grâce aux engins nouveaux, à l'automobilisme par exemple, le chirurgien peut aller porter secours rapidement, dans des cas graves, aux habitants de nos campagnes reculées qui, affolés par la crainte d'un retard fatal, saluent son arrivée avec enthousiasme et voient le salut en sa promptitude.

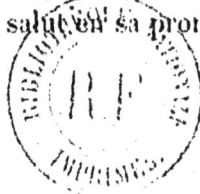

SERMENT

En présence des Maîtres de cette École, de mes chers condisciples, et devant l'effigie d'Hippocrate, je promets et je jure, au nom de l'Être suprême, d'être fidèle aux lois de l'honneur et de la probité dans l'exercice de la Médecine. Je donnerai mes soins gratuits à l'indigent, et n'exigerai jamais un salaire au-dessus de mon travail. Admis dans l'intérieur des maisons, mes yeux ne verront pas ce qui s'y passe ; ma langue taira les secrets qui me seront confiés, et mon état ne servira pas à corrompre les mœurs ni à favoriser le crime. Respectueux et reconnaissant envers mes Maîtres, je rendrai à leurs enfants l'instruction que j'ai reçue de leurs pères.

Que les hommes m'accordent leur estime si je suis fidèle à mes promesses ! Que je sois couvert d'opprobre et méprisé de mes confrères si j'y manque !

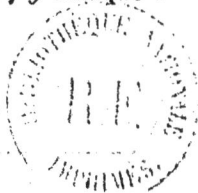

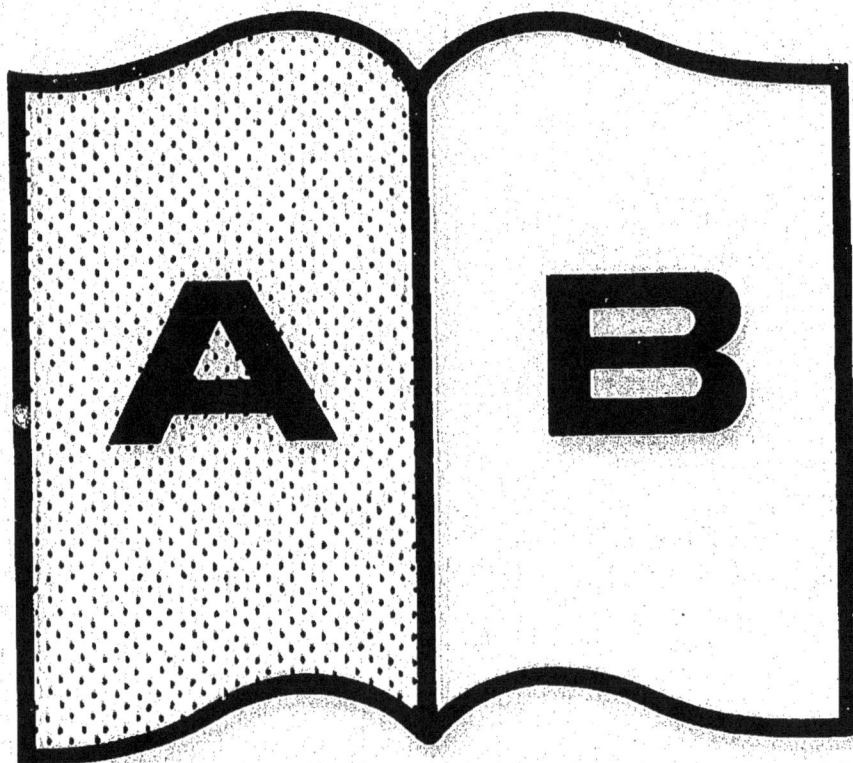

Contraste insuffisant

NF Z 43-120-14

www.ingramcontent.com/pod-product-compliance
Lightning Source LLC
Chambersburg PA
CBHW071407200326
41520CB00014B/3330